JN121056

健診医入門

入門

身体診察の進め方

著 後藤敏和

やまがた健康推進機構理事
山形検診センター所長

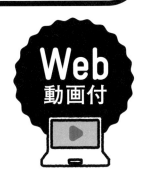

Web
動画付

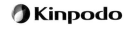

Kinpodo

推薦のことば

　私がはじめて人間ドックに関わるようになったのは2013年のことです．本書の著者である後藤敏和先生にお声をかけていただき，人間ドックに携わることになりました．人間ドックは，ご存知のとおり，基本的に自覚症状のない方を診察します．この点は保険診療との大きな違いです．当初は，一般外来と同じような心持ちで内科的診察を行っていましたが，人間ドックを続けていくなか，自覚症状のない方に隠れているかもしれない疾患を的確に捉え，かつ効率的に診察を行うということは大変難しいことで，また幅広い知識を必要とすることを，強く意識するようになりました．

　健康診断や人間ドックの医学書は数多くありますが，診察についてまとめられたものはほとんどありません．今回，「健診医入門　身体診察の進め方（Web動画付）」として，診察についてまとめられた本著が出版されることを，大変嬉しく思います．内容を拝見しましたところ，診察の手順やポイントが大変わかりやすく，読みやすくまとめられております．

　後藤敏和先生は，高血圧・循環器内科の専門医であり，特に心臓・血管系・血圧の診察に関する項目はとてもわかりやすく，循環器系の診察を苦手と感じている先生にも非常に参考になるのではないでしょうか．神経系の診察についても，写真付きでわかりやすく・具体的に説明されており，また動画で確認することもできます．一般診療にも役立つ内容ですので，健診・人間ドックに携わらない先生にも，ぜひ参考にしていただきたい一冊と思います．

　本書には特殊健康診断についても，まとめられています．特殊健康診断とは，一般健診（定期的健康診断や雇用時健康診断）に対し，情報機器作業・有機溶剤・鉛・電離放射線・特定化学物質などに関する健康診断です．それぞれ，診察の流れや検査のポイントについて，具体的に，かつ端的に

まとめられています.

　健診・人間ドックの役割は，疾患を早期発見し，早期治療に繋げることです．また，健康状態で不安に思っていること，疑問に思っていることへのアドバイスのような健康相談としての役目もあると思います．受診者さんの疑問や不安に答えるため，人間ドック健診医は，日頃より的確な診察を心がけ，幅広い知識の習得に努めなければなりません．本書は，より良い健診・人間ドックを行うためのヒントを与えてくれ，また自分の診察法を見直すよい機会となったのではないかと思います．

山形県立中央病院内科

深瀬幸子

はじめに

　私は本来循環器内科医ですが，前の勤務先である山形県立中央病院では11年間人間ドックも担当しました．5年前に定年退職後は健診医として，現在の職場に勤務しております．当機構は山形県内に5つの検診センターを有し年間約18万人の健診をしている県内最大の検診機関です．常勤医のみでは手が足りず，非常勤の先生方の応援を得て業務が成り立っております．応援診療の先生方の中にはあまり聴診器を使わない診療科の先生方もおられます．本書はこれまで内科診察に携わってこられなかった先生方が新たに健診業務に就かれる場合，どのような点に注意して診察すればいいのか解説したものです．

　集団検診は，決められた時間内に多くの受診者を診察しなければなりません．第1章では，内科診察法として集団検診の際の必要最低限の診察項目について所見のとり方につき解説しました．そのうえで，病院などにおける人間ドックで，診察に十分な時間を充てることができる場合に追加されうる項目を 人間ドック として解説しました．

　ドックでは神経系の診察が要求される場合もあり，神経系の所見のとり方を第2章で別に解説しました．

　著者は学生時代から研修医時代にかけて基本的な内科診察法を，武内重五郎著，内科診断学，第9版，南江堂，昭和49年発行，で学びました．同著は昭和41年の第1版から現在まで改定を重ね発行され続けております．内科の診察法に関してこれほどの名著はありません．心臓の聴診は，テープで音を聞きながら同著の記載を確認しつつ学びました．神経系の診察法は，上記の内科診断学に加え，田崎義明，斎藤佳雄，著，ベッドサイドの神経の診かた，第8版，南山堂，1972年発行，で学びました．本

著は主に上記2冊の詳しい内容を基に，健診，人間ドック向けに著者なり
に実践的かつ簡便化，ときには追加して実施してきた診察法を紹介した
ものです．さらに詳しく勉強したい先生方は，上記2冊の最新版で学ばれ
ることをお勧めします．

　健診には多くの種類があります．第3章として特殊健診の種類別に内科的
な診察法について紹介いたしました．

　全体を通し，写真と図を多く載せて診察法が分かりやすいように工夫し，
さらに解説動画も作成しました．

　先生方には本書を参考にしながら，健診の種類に応じた自分なりの診察
方法を確立していただきたいと思います．

　近年，在宅医療が普及しています．在宅医療では検査手段が限られ，理
学的所見により病態の評価をしなくてはならない場合がほとんどです．本
著は在宅診療に携わられる先生方にも少なからずお役に立つと思います．
さらに，実践的な理学的所見のとり方の基本を学ぶうえで，研修医や医学
生，看護師の皆様にも参考になると思います．

　本書が新しく健診医となられた先生方にとり，少しでもお役にたてば嬉
しく存じます．

　写真撮影，動画作成にご協力いただいた当機構職員の皆様に深く感謝申
し上げます．

公益財団法人やまがた健康推進機構 理事
山形検診センター 所長
人間ドック健診専門医・指導医
後藤敏和

目次 CONTENTS

II 神経系の診察

III 特殊健康診断

基本的な内科診察法

　健康診断（健診）[*1]においては限られた時間に多くの受診者を診察する必要がある．一方，病院などにおける人間ドックは一人の受診者に十分な時間を充てることができる．

　本書では基本的に健診における診察法について解説している．そのうえで，オプションとして人間ドックにおいて追加されうる診察項目を 👥人間ドック として解説した．

　以下，診察の順番に従って解説する．

　内科診察においては"上から下に診ていく"ということが原則である．診療は座位で行い，まず眼を診る．

眼の診察

　被験者の下眼瞼の下に両母指をあてて下に軽く引っ張り，上を向いてもらう（ 写真 I-1 ）．これで眼瞼結膜が観察しやすくなる．眼瞼結膜における貧血の有無と眼球結膜における黄疸の有無を診る．後者は健診においては

まず体験しない．冬季にミカンを食べ過ぎて皮膚が黄色くなっている人（カロチン症）がいるが，眼球結膜が黄色くなければ黄疸ではない．

眼球突出（exophthalmos）は，甲状腺機能亢進症の他，強度の近視でも発現することがある．

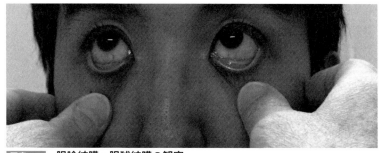

写真 I-1　眼瞼結膜・眼球結膜の観察

甲状腺・頸部の触診

甲状腺は左右両葉と両葉を結ぶ峡部からなる蝶形をした臓器で，気管の前面に位置する．甲状軟骨（「のどぼとけ」として触れる）の下にある輪状軟骨の下に峡部があり，左右両葉は側上方に伸びている．甲状腺腫が大きい場合は視診によっても捉えられる．触診は座位で受診者と相対して行う．両母指で上方から甲状軟骨（のどぼとけ），輪状軟骨を触れ，すぐ下の峡部を探り側方に両葉を探る．

甲状腺は気管にくっついているので触知するかどうかわかりにくい時には，受診者に嚥下運動（つばを飲み込んでもらう）をしてもらうとわかりやすくなる．特に男性は輪状軟骨が下位に存在するので，嚥下運動により初めて胸骨の下に隠れている甲状腺を触知できる場合がある．甲状腺は平たい臓器であり，約9割の人は触れない．甲状腺が触知されれば医学的所見である（図表 I-1，写真 I-2）．

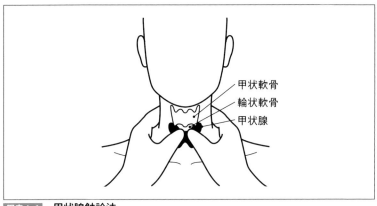

図表 I-1 甲状腺触診法

（参考図書3，D-36ページより許可を得て掲載）

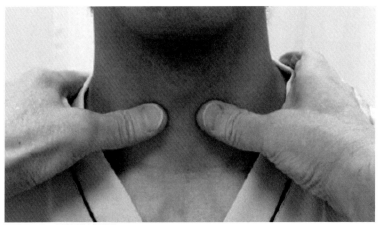

写真 I-2 甲状腺触診法

甲状腺が触知された場合，病的か生理的かの判断は必ずしも容易ではない．**思春期から若年にかけての女性では，生理的に甲状腺が大きく***2**触知されることが稀ではない**．この場合，甲状腺はびまん性に触れ，柔らかい．バセドウ病との鑑別が問題となるが，大きくなくて甲状腺機能亢進症の症状を認めない時には，経過観察とする*3．

単純性甲状腺腫は思春期以外にも認める．また妊娠時にも一過性に腫大することがある．若年女性以外で甲状腺を触知したら一度は精査（ホルモン検査と甲状腺超音波）した方が無難である．代表的な触知所見と考えられる疾患は 図表 I-2 の通りである．

甲状腺腫が硬かったり，凹凸不整があったり，多発性に結節を触れた場合は，要精査である．何らかの疾患で長期にかかりつけ医を受診していても，甲状腺触診がなされていない場合には，病期が進んだ甲状腺癌が見つかることがある．

A. びまん性甲状腺腫
①Basedow病：軟～硬
②橋本病：硬
③単純性甲状腺腫：軟

B. 結節性甲状腺腫
①腺腫：球形で周囲組織の癒着がなく可動性がある
②癌：辺縁表面が不整・凹凸で，可動性がない
③亜急性甲状腺炎：有痛性
④腺腫様甲状腺腫：結節が多発してびまん性に触れる

図表 I-2 **代表的触診所見と考えられる疾患**

---

*2 単純性甲状腺腫，思春期の場合は思春期甲状腺腫とも呼ばれ，必要な甲状腺ホルモンを分泌するために大きくなっているとされる．
*3 単純性甲状腺腫，思春期甲状腺腫でも，バセドウ病や慢性甲状腺炎に移行する場合があり，定期的に検査するべきであるという専門医の意見もある．

顎下腺，耳下腺，頸部リンパ節の触診

甲状腺の触診のあとは，顎下腺，耳下腺の触診を行う．顎の下から耳の下にかけ，両手の指の腹側で触知する．腫瘤として触れたら，要精査である．

その後，両手掌を頸部全体にあて，腫瘤が触れないか探る．あるいは顎下腺・耳下腺触診の後，示指から小指までの4本の指の腹側で頸部をなぞるように上から下に触知してくる．結節や腫瘤として触れ，硬い場合には頸部の悪性腫瘍，あるいはリンパ節転移の可能性もある．

橈骨動脈の左右同時触知 　人間ドック

相対して座り，受診者の両側の橈骨動脈を検者の示指，中指，薬指の3指で同時に触知する（写真1-3）．脈の大きさ，到達時相に左右差がないかを診る．差があれば脈が小さい方の動脈の狭窄（動脈硬化，大動脈炎症候群などによる）が疑われるので上腕動脈で血圧の左右差を診る．

血圧は同時に測定した場合には右がやや高い．上行大動脈からの左鎖骨下動脈の分枝角度が腕頭動脈・右鎖骨下動脈の分枝角度よりも小さい（鋭角）ために，圧が減弱するためである．脈波検査（foam pwv/ABI, CAVI）がある場合は，それで確認するのが手っ取り早い（参考図書4, 26ページ）．

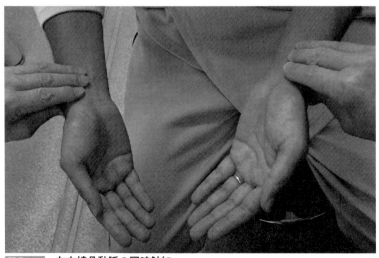

写真 I-3 　左右橈骨動脈の同時触知

咽頭・扁桃の観察 🔍人間ドック

　受診者に口を開けてもらい咽頭を観察する．軟口蓋が下がり（舌が上口蓋の方にせり上がり）咽頭腔すなわち口蓋垂が見えない時には，"いびきをかくか"問うてみる．睡眠時無呼吸症候群を発症しやすい人を鑑別する簡便な方法とされる．いびきをかき，さらに家人に呼吸が停止することを指摘されている人は同疾患である可能性が高いので，さらに専門的な検査を要する．

　次に，舌圧子で舌を押さえて受診者に「アー」と発音してもらう．軟口蓋，咽頭，扁桃を観察する．舌咽神経麻痺，迷走神経麻痺では，口蓋垂は健側に偏移する．口蓋扁桃が口蓋弓からはみ出ていれば，扁桃肥大でありその程度を判定する（図表 1-3）．

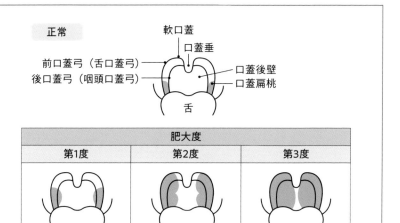

図表 1-3　口蓋扁桃の肥大とその程度
扁桃が前・後口蓋弓平面より突出しているものを肥大とする．
第1度　扁桃が上記の平面より少し突出しているもの
第2度　第1度と第3度の中間のもの
第3度　左右の扁桃が相接する程度にまで肥大したもの

心臓の聴診

　健常者の心音は，ラブタップ（lub-tap），ラブタップ（lub-tap）と聴取される．ラブがⅠ音でタップがⅡ音である．Ⅰ音は房室弁閉鎖音（僧帽弁と三尖弁があるが主に前者），Ⅱ音は半月弁閉鎖音（大動脈弁と肺動脈弁があるが主に前者）である．Ⅰ音とⅡ音の間が収縮期，Ⅱ音とⅠ音の間が拡張期である．

　聴診器は健診では膜型のみで十分である．聴診の順序としては，心基部から聴き始める．雑音を聴取する場合，収縮期か拡張期かの判別がつきにくい場合がある．そのため，まずⅠ音とⅡ音を同定する必要がある．

　心基部で強く聞こえるのがⅡ音である．この部位の胸壁に大動脈弁，肺動脈弁が近いためである．Ⅱ音は第2肋間胸骨左縁（2LSB）で聴取すると最も強く聴取されることが多く，最初は2LSBで聴診することを勧める人が多い（参考図書1，205ページ）（写真1-4）．

　Ⅰ音とⅡ音が鑑別できれば，収縮期と拡張期の判別がつく[4]．初めに心基部で聴取しⅠ音とⅡ音のイメージを頭に残しつつ，聴診器を少しずつ心尖部の方向にずらしていく（移行聴診）（写真1-5）（参考図書1，206ページ）．雑音を聴取する場合はこの方法により収縮期か拡張期か判別できる．

---

[4]　収縮期と拡張期の鑑別法としては，他に，収縮期（Ⅰ音とⅡ音の間）の方が拡張期（Ⅱ音とⅠ音の間）より短い，Ⅰ音よりもⅡ音の方が高音である，脈を触れるのはⅠ音とⅡ音の間（橈骨動脈で触れる場合には実際には少し遅れる）などがある（参考図書1，206ページ）．

a. 第2肋間胸骨右縁 (2RSB)

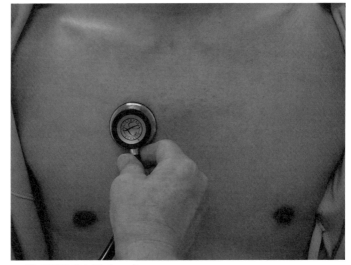

b. 第2肋間胸骨左縁 (2LSB)

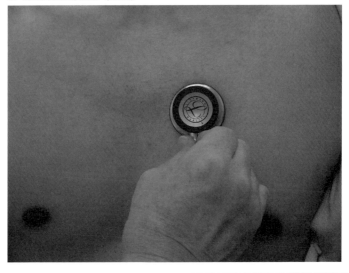

写真 1-4 **心音の聴取**
心基部，第2肋間胸骨右縁 (2RSB) (a)，または第2肋間胸骨左縁 (2LSB) (b) から
聴き始める．

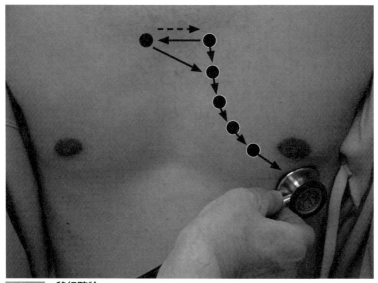

写真 I-5　**移行聴診**

　時にⅠ音が二つの成分に分裂（トロット[*5]）して聞こえることがある．Ⅰ音は僧帽弁閉鎖と，少し遅れて（0.02 ～ 0.03秒）生じる三尖弁閉鎖に伴う音であるが，普通は一つの音として聞こえる．右脚ブロックの時には右室の電気的興奮が遅れて右室収縮も遅れるため三尖弁閉鎖も遅れてⅠ音が分裂して聞こえることがある．Ⅰ音分裂は臨床的には重要性が乏しい．

　Ⅱ音も分裂（ドントロ[*6]）して聞こえることがある．Ⅱ音は大動脈弁閉鎖と肺動脈弁閉鎖に伴う音で普通は一つの音として聞こえる．Ⅱ音の分裂で最もありふれた原因は，生理的な呼吸性分裂である（参考図書1, 209ページ）．正常でも肺動脈弁の閉鎖は大動脈弁よりも遅れるが，吸気により静脈還流が増大すると右心系の血流量が増加し，肺動脈弁閉鎖が遅れるためである．深呼吸をしてもらうと明瞭になる．

---

*5 「トロット」とは，トロッの部分が分裂したⅠ音，最後のトがⅡ音.
*6 「ドントロ」とは，ドンがⅠ音，トロが分裂したⅡ音.

深吸気時に分裂の間隔は延長し（実際にはすこしタイムラグがある），呼気時に短縮する．心房中隔欠損症の時には呼吸により分裂の間隔が変わらない固定性分裂となる（参考図書1, 209ページ）（シャント量が大きいために，静脈還流に影響されない）ことは有名であるが，聴診で心房中隔欠損症を診断することは難しい．現在では，就学までにほとんどの症例は手術が行われているので，健診の聴取所見が診断の糸口となることはまずない．

メモ：肋間の見分け方

　鎖骨の下に入るのが第1肋骨である．胸骨柄の下端と胸骨体の上端にまたがって付着する第2肋骨が最も突出していることを目安とするのが簡便であるが（写真1-6），座位や肥満者では必ずしも容易でない．心電図検査では電極を正確な位置におくことが重要であるが，健診時の診察に際しては大よそ，心基部，胸骨左縁，心尖部，程度の大ざっぱな見当で許容されると考える．

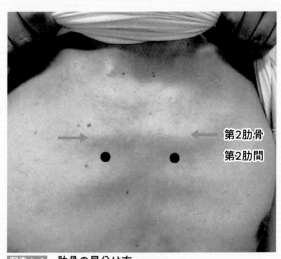

写真1-6　肋骨の見分け方
通常，第2肋骨が最も突出している

心雑音 （👤人間ドック）

　心雑音の強度は，Levineの分類に従って評価する（図表1-4）．健診・人間ドックで聴取される心雑音はほとんどがⅢ度以下である．強い心雑音を聴取したら聴取部位に手のひらをあててみる．スリル（thrill）[*7]を感じたらⅣ度の心雑音となる．

　ここでは，健診で聴取される主な心雑音について記す．

図表1-4　心雑音についてのLevineの分類（参考図書1，215ページ）

第1度（grade Ⅰ）	最も微弱，聴診器をあてた最初の数秒間は聴こえず，注意深い聴診でのみ聴取．雑音の持続を確認する必要あり．
第2度（grade Ⅱ）	聴診器をあてた途端に聴きとれるが弱い雑音
第3度（grade Ⅲ）	中等度の雑音で明瞭に聴取しうる（第2度と第5度の中間で弱い雑音）．
第4度（grade Ⅳ）	第2度と第5度の中間で強い雑音，thrillを触れる．
第5度（grade Ⅴ）	聴診器で聴きうる最も大きな雑音であるが，聴診器を胸壁から離すと聴こえなくなる．
第6度（grade Ⅵ）	聴診器なしに聴きうる雑音

■ 肺動脈領域（胸骨左縁第2肋間：2LSB）の収縮期駆出性雑音

　心臓に器質的な障害がないにもかかわらず聴取する雑音を，機能性心雑音または無害性心雑音という．代表的なものが小児〜思春期〜若年者にかけて聴取される胸骨左縁第2肋間を最強点に，心基部に聴取する収縮早期から中期にかけての雑音でⅡ度以下である（参考図書1，222ページ）．器質的か機能性かの鑑別に最も有用な方法は「息こらえ」である．

　著者は息を吐いたところで（肺の膨張による音の減弱を防ぐため）息止めをしてもらっている．これにより雑音が減弱〜消失すれば，機能性心雑音である．息止めにより静脈還流が低下し，心臓，大血管を通る血流量が

---

　*7　スリル（thrill）とは，大きな心雑音によって胸壁が細かく震える現象．

減少するため雑音も減弱すると考えられる．息止め直後には減弱しなくとも，息止めを続けてもらっていると次第に減弱していくことがある．

■ 心基部低調性収縮期駆出性雑音

高齢者で心基部（右＞左）に収縮早期に低調性駆出性雑音を聴取することがある．これは，大動脈弁の硬化によるものである．大動脈弁硬化が進めば，大動脈弁狭窄症となる．「要観察」とするか「要精査」とするかの判断は必ずしも容易ではない．

雑音の強度と狭窄の重症度とは必ずしも一致しないがⅡ度以上の雑音で，これまでに心臓超音波検査を受けたことがない場合には要精査とする．聴診器を右肩の方向にずらして（時に右頸部）聴取しても明瞭であれば，要精査とする．

■ 拡張期雑音

拡張期雑音はすべて異常所見である．最も聴取するのは，大動脈弁閉鎖不全症の時に聴取される胸骨左縁第3肋間〔エルプ（Erb）の領域〕を最強点とするⅡ音に続く高調性漸減性雑音である（参考図書1，220ページ）．灌水様雑音（立て板に水を流したときの音）と形容される．筆者の耳にはduシャーンと聞こえる．duがⅡ音，シャーンが灌水様雑音である．

大動脈弁閉鎖不全症では，収縮期高血圧を呈し脈圧が増大する（収縮期血圧は高くなるが，拡張期血圧は低くなる）．灌水様雑音は座位で前かがみになってもらうと聴取されやすくなるので，脈圧が大きい高血圧を有する受診者では試みる価値がある（写真Ⅰ-7）．

■ 汎収縮期雑音

健診では稀に聴取される．Ⅰ音に続いて雑音を聴取する．心尖部を最強点とする高調性の汎収縮期雑音は僧帽弁閉鎖不全症で聴取される．若年者で胸骨左縁第3〜第4肋間を最強点とするⅢ度以上の汎収縮期雑音をごく稀に聴取することがある．心室中隔欠損症の欠損孔が小さいと（Roger：ロジャータイプ）流速が速くなり雑音が強くなり，時にスリルを触れる（Ⅳ度以上）．

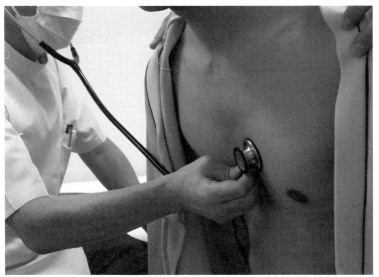

写真 I-7　大動脈弁閉鎖不全症の聴診
座位で前かがみになってもらい，左第3肋間（Erbの領域）を中心に聴取する.

シャント量が少ないために手術適応とならず経過観察されている場合に聴取される. 汎収縮期雑音が聴取されるのは，僧帽弁閉鎖不全症，心室中隔欠損症，三尖弁閉鎖不全症の3疾患のみである.

肺（呼吸音）の聴診

心臓の聴診に引き続いて行う. 聴診器は膜型を使用する. 聴取部位は多いに越したことはないが，時間的な制約から著者は前面で胸部の真ん中（乳房の位置）左右1ヵ所（**写真 I-8**），背部で肩甲骨の間，左右1ヵ所，下部（肺底部）で左右1ヵ所ずつ聴取している（**写真 I-9**）.

非喫煙者の場合には，背部の真ん中を左右どちらか1ヵ所にする場合もある. 所見が表れやすいように各部位で一呼吸ずつ深呼吸してもらって聴取する. 正常呼吸音は吸気と呼気早期で聴取される（参考図書6，11ペー

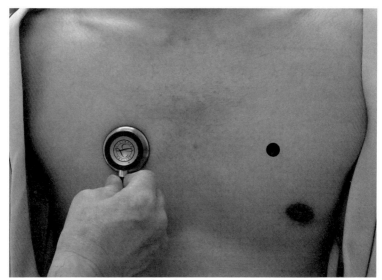

写真 I-8　呼吸音の聴取部位（前面）

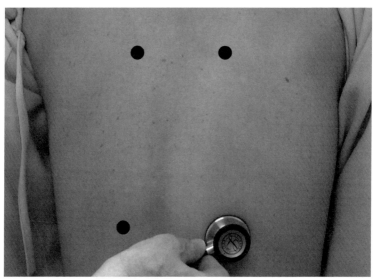

写真 I-9　呼吸音の聴取部位（背部）

ジ）．左右肺底部は必ず聴取する．

　呼吸音以外に呼吸運動で生じる異常音が副雑音（ラ音）である．ラ音は断続性雑音と連続性雑音とに分けられる．断続性雑音は太い気道内で生ずる粗い調子の水泡音（coarse crackles：ゴロゴロ音）と，末梢気道の吸気による再開放時に生ずる細かくて高い調子の捻髪音（fine crackles：チリチリ，バリバリと形容される）に分類される（図表I-5）（参考図書5，5ページ／参考図書6，29 〜 37ページ）．

図表I-5　**副雑音（ラ音）：呼吸音以外に呼吸運動で生じる異常音**

（参考図書5，5ページ／参考図書6，29 〜 37ページ）

連続性雑音
・高音性連続音：笛様音（wheezes） ・低音性連続音：いびき様音（rhonchi）
断続性雑音
・水泡音（coarse crackles） ・捻髪音（fine crackles）
その他の呼吸音異常

　水泡音は気管内に水疱を生じる病態，肺炎，肺胞出血，気管支拡張症，慢性気管支炎などで聞こえうる．通常，吸気初期または吸気の初期から中期に聴取されるが，呼気時間にも聴取されうる．COPDでは吸気初期に，気管支拡張症では初期から中期に聴取される（参考図書6，29 〜 31ページ）．

　捻髪音は頭髪を耳元で母指と他の指で挟み捩った時の音と類似することに由来する．間質性肺炎の重要なサインであり，背部の下部（肺底部）で最も聴取されやすい．通常はmid-to-late inspiration で聴取され，late inspiratory craclesとも呼ばれる．健常者でも15％に聴取するといわれるが，その場合は1呼吸サイクルで1 〜 4つ程度と少ないcracklesとされる（参考図書6 〜 32ページ）．

　連続性雑音とは，250ms以上持続する音であり，吸気・呼気にわたると

いうことではない. 気道狭窄に伴って生じ, 細い気道から生じる高音性連続音（笛様音：wheezes）と比較的太い気道から発生する低音性連続音（いびき様音：rhonchi）に分類される（参考図書6, 34 〜 37ページ）.

その他の呼吸音異常としては, 胸膜炎の初期に聴取される胸膜摩擦音（friction rub）があるが, 健診ではまず聴取しない.

著者は吸気の音が均等に増強せず, 乱れた粗い感じがするものを「呼吸音粗糙（そぞう）」と表現してその他の欄に記載することがある. 気管支炎などで気流が所々で妨げられて, 空気の肺胞内流入が一様でなくなる場合などに生じるとされる（参考図書1, 178ページ）.

「呼気延長」も自由記載欄に記載する.

腹部触診および聴診

受診者に仰臥位になってもらい, 両膝を立ててもらう. 両上肢は身体の両側に伸ばした状態でおいてもらう. 受診者の右側に立ち, 受診者に「口をあけて息をしていてください」とお願いする. これにより腹壁の緊張がとれやすくなる.「押して痛いところがあったら, おっしゃってください」と言ってから, 左側腹部に右手を腹壁に平行にあて, 左手を上に重ねる.

左手に静かに圧をかけ, 右手の親指以外の4本の指の末節掌面で抵抗を探る. 左側腹部から左下腹部, 下腹部, 右下腹部, 右側腹部, 右季肋部, 心窩部, 左季肋部と時計回りに順に触診を行う. 女性では下腹部に子宮筋腫を腫瘤として触知することがある（写真 I-10）[*8]. 最後に腹部の真ん中に手掌全体をあて拍動性腫瘤がないか探る. 拍動性腫瘤の存在は腹部大動脈瘤の存在を疑わせるが, 動脈硬化による屈曲蛇行との鑑別は必ずしも容易でない.

[*8] 右手のみ腹壁にあてて右手で圧を加えていく方法もあるが, 特に肥満者では, 右手は腹壁にあてるだけにして, 上に重ねた左手で圧を加えると深部の病変がわかりやすくなるとされている（参考図書1, 274ページ）.

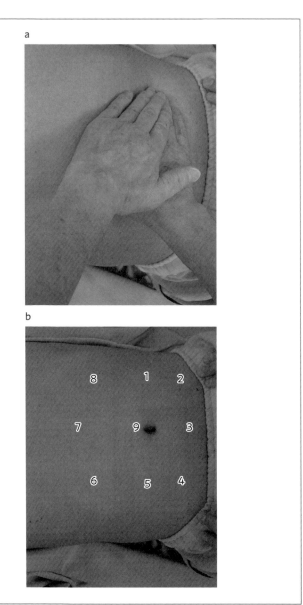

写真I-10 **腹部の触診**
右手の上に左手を重ねる.

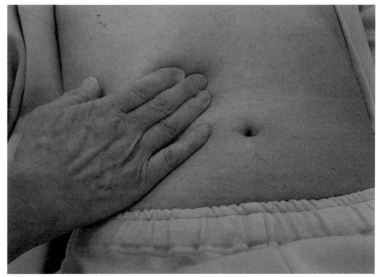

写真Ⅰ-11 肝縁の触知

　右季肋部で抵抗を感じたら，肝臓が腫大していないか（肋骨弓から肝縁がはみ出していないか）探る．右手を腹壁に平行にあて，受診者の呼吸に合わせて人差し指と中指の末節の指の腹（橈骨側）で肝縁を探る．肋骨弓からのはみだしの程度を1横指，2横指と記載する（写真Ⅰ-11）．

　血圧が高値（140/90mmHg以上）あるいは高血圧で治療中の受診者については腹部聴診を行う．膜型を使用し，臍の両脇，心窩部左右の4部位で聴取する．低音のグル音が邪魔するが，やや強めにあてて高調性の音に意識を集中する（拍動性腫瘤を触れる場合は，強くあててはならない）．

　腎血管性高血圧症では約半数に血管雑音を聴取する．その場合，聞こえるのはシュッシュッという高調性収縮期雑音である．異型大動脈縮窄症でも血管雑音を聴取し，診断の端緒となることがある．偽陽性例もあり，痩せた人，動脈硬化が進んで大動脈の血流が速くなっている人では聴取することがある（参考図書4，34 〜 35ページ）．

下肢浮腫

腹部の診察が終わったら両下肢を伸展してもらい，前脛骨部と足背の外側部で浮腫の有無を診る．普通に歩行して生活している人では，浮腫は足背に最も表れやすい．視診で検討をつけ，指で押してへっこみが生じないか診る．

高齢者で下肢浮腫を認める時には，膝を曲げてもらい，腓腹筋の委縮がないかを診る．

高齢者では，下肢の運動不足が原因で下腿浮腫を生じることがよくある．足は第二の心臓と言われるが，運動により腓腹筋が収縮し血液が心臓に還っていく現象を意味している．高齢者では腓腹筋を使わない「すり足歩行」になりやすく，両側性の下肢浮腫を生じる．このような受診者・家族には膝を上げての正しい歩行，足踏み，足首の背屈運動（写真 I - 12）を勧める*9．

一般的に浮腫の原因としては，心疾患，腎疾患，肝疾患，栄養不足（低アルブミン血症），甲状腺疾患などがあげられるが，降圧薬のカルシウム拮抗薬でも生じることがあり，降圧薬内服中の受診者には伝えておくことも有用である（参考図書7，58〜60ページ）．

動脈の触診　人間ドック

浮腫を診たのち，足背動脈と後脛骨動脈（内果動脈とも呼ばれ，内果の後方に触れる）の脈を示指，中指，薬指の3指で左右同時に触診する（写真 I - 13，写真 I - 14）．脈の大きさ，伝達の速さの左右差を診る．しっかり触知して左右差がなければ，これで終了する．左右差があれば，膝窩動脈の触診を行う．

---

*9　エコノミークラス症候群の予防法でもある．能動的にできない時にはベッド上で受動的に行っても効果がある．著明に改善することがある．

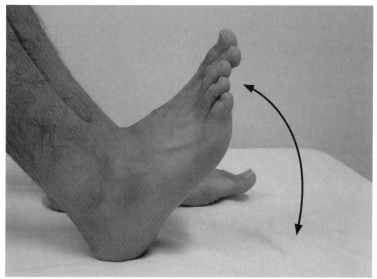

写真I-12 足首の背屈運動

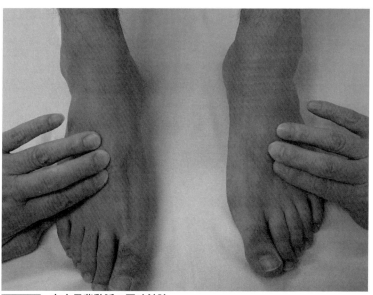

写真I-13 左右足背動脈の同時触診

a．左右後脛骨動脈（内果動脈）の同時触診

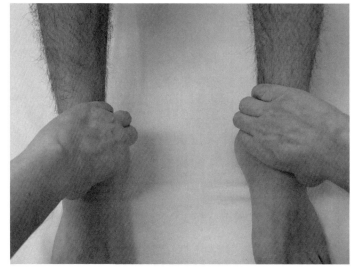

b．左後脛骨動脈（内果動脈）の触診

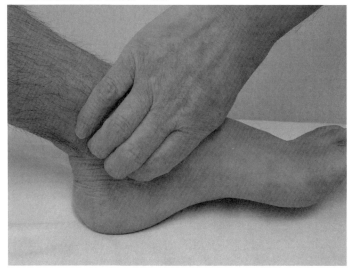

写真I-14　後脛骨動脈（内果動脈）の触診

受診者に膝を立ててもらい，検者は膝の前から両手を膝窩に回し，中指と薬指末節の掌側を膝窩に強めにあてて膝窩動脈を探る（写真 I-15）．左右別々に行う．その後，膝を伸ばしてもらい左右の大腿動脈の触知を行う（写真 I-16）．膝窩動脈あるいは大腿動脈で左右差を認めれば，触知部位より近位部に狭窄が存在することを示唆する．脈波検査（foam pwv／ABI，CAVI）が診断に有用である．

下肢静脈瘤の検索　人間ドック

受診者に検診着を膝の上までまくって後ろ向きに立ってもらい，下肢の静脈瘤の有無を確認する．

a. 側面より

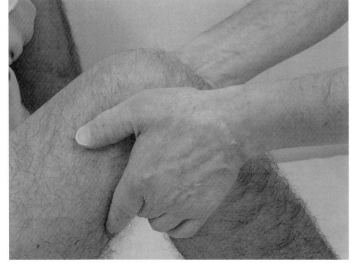

b. 上から

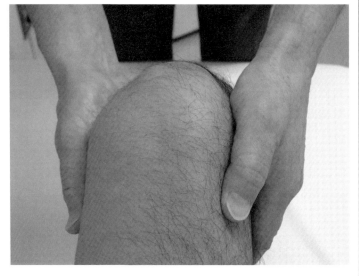

写真I-15 膝窩動脈の触診

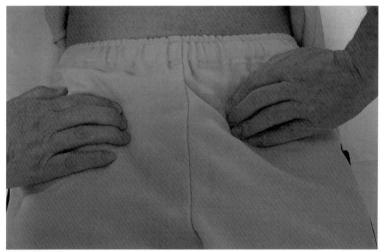

写真I-16 左右大腿動脈の同時触診

メモ：高血圧について

　健診においては収縮期血圧が140mmHg以上または拡張期血圧が90mmHg以上を超えれば，高血圧である（参考図書8，19ページ，表2-6）．しかし高血圧の診断は家庭血圧測定に基づくのが原則である．健診や診察室血圧にかかわらず，家庭血圧が収縮期135mmHg以上か拡張期85mmHg以上であれば，高血圧と診断する（参考図書8，20ページ，図2-1）.

　やまがた健康推進機構では健診で140かつ/または90mmHg以上を呈した受診者には，家庭血圧測定における注意点を記載した家庭血圧測定記録用紙をお渡ししている．そして，家庭血圧が74歳未満で135かつ/または85mmHg以上，75歳以上で収縮期145mmHg以上の受診者であれば，医療機関を受診するように指導している（ 図表I-6 ， 図表I-7 ）（参考図書7，26 - 27，38ページ）．

【家庭血圧の測定方法】

●上腕で測定する。（○上腕血圧計　×手首血圧計）*手首血圧計は推奨されていません
●朝と夜の2回、測定する。
　朝（起きてから1時間以内、トイレの後、朝ごはんの前、お薬を飲む前）
　夜（就寝前）
　椅子に座って安静後（1〜2分後）に測定する。
●一機会に原則2回測定し、その平均をとる。（1回測定でも可）
●測定した値は2回とも記載する。脈拍も記載する。（1回測定した場合は1回分）

★家庭血圧で投薬が考慮される一般的な基準（mmHg）

	収縮期血圧		拡張期血圧
75歳未満	135以上	または	85以上
75〜84歳	145以上		

家庭血圧管理の目安（診察時・健診時の血圧値とは異なります）

	家庭血圧
74歳以下の合併症のない方	125/75mmHg未満
75歳以上の方	135/85mmHg未満
脳血管障害になったことがある方 (両側頚動脈狭窄や脳主幹動脈閉塞なし) 冠動脈疾患になったことがある方 慢性腎臓病で蛋白尿陽性の方 糖尿病のある方 抗血栓薬を内服している方	125/75mmHg未満
脳血管障害になったことがある方 (両側頚動脈狭窄や脳主幹動脈閉塞あり または未評価) 慢性腎臓病で蛋白尿陰性の方	135/85mmHg未満

（日本高血圧学会「高血圧治療ガイドライン2019」より改変）
やまがた健康推進機構　山形検診センター　電話　023-688-6511

図表I-6　家庭血圧測定における注意点

月/日		朝		夜	
		血圧 mmHg	脈拍 /分	血圧 mmHg	脈拍 /分
	1回目				
	2回目				
	平均				
	1回目				
	2回目				
	平均				
	1回目				
	2回目				
	平均				
	1回目				
	2回目				
	平均				
	1回目				
	2回目				
	平均				
	1回目				
	2回目				
	平均				
	1回目				
	2回目				
	平均				
1週間の平均					

月/日		朝		夜	
		血圧 mmHg	脈拍 /分	血圧 mmHg	脈拍 /分
	1回目				
	2回目				
	平均				
	1回目				
	2回目				
	平均				
	1回目				
	2回目				
	平均				
	1回目				
	2回目				
	平均				
	1回目				
	2回目				
	平均				
	1回目				
	2回目				
	平均				
	1回目				
	2回目				
	平均				
1週間の平均					

図表I-7　家庭血圧記録用紙

Ⅱ

神経系の診察

1 脳神経

脳神経はⅠ〜Ⅻの12対から成る．順番に沿い検査を進めると抜けがない．

嗅神経（Ⅰ）

特に評価していない．

視神経（Ⅱ）

対光反射〔動眼神経（Ⅲ），滑車神経（Ⅳ），外転神経（Ⅵ）〕を参照する．

■ 視野検査

対座法による視野検査を施行していたこともあったが，眼科診察が別に行われるので施行していない．

動眼神経（III），滑車神経（IV），外転神経（VI）

外眼筋，内眼筋を支配する純運動神経である．

■ 眼瞼下垂

上眼瞼挙筋は動眼神経に支配されているので，動眼神経麻痺により麻痺側の眼瞼下垂が生じる（参考図書1，99 〜 101ページ）．

■ 対光反射

瞳孔から網膜に光をあてると，瞳孔は縮小する（対光反射）．求心路は視神経であり，縮瞳をきたす遠心路は毛様神経（動眼神経）である．健常者では他側の直接光をあてない側の瞳孔も縮小する（共感性対光反応）（参考図書1，107 〜 108ページ）．

光をあてる時には点灯させたペンライトの光を側方から素早く瞳孔に入れ，縮瞳を観察したら素早く瞳孔からはずす．光をあてている時間はできるだけ短時間にする．視神経，動眼神経障害では対光反射の消失，減弱が認められる．座位よりも臥位の方が観察しやすい（写真 II -1）．

a．懐中電灯またはペンライトで瞳孔に光をあてる準備

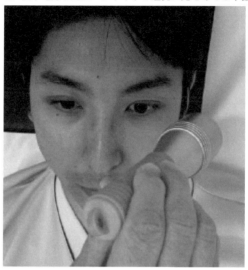

b．光は側方から正面に素早くあてる

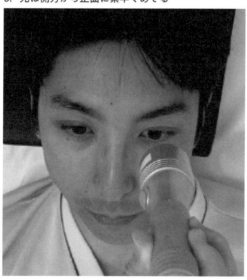

写真Ⅱ-1 対光反射の診かた

■ 調節反射（反応），輻輳反射（反応）

　近くを視る時には内直筋が収縮し，両眼は鼻側（内側）に偏移する（「輻輳」という，いわゆる「寄り眼」）．遠方を視る時には瞳孔は散大し，近くを注視する時には縮小する．近くを視る時に瞳孔が縮小する現象を，調節反射（反応）という．輻輳に伴って起こる現象なので，輻輳反射（反応）ともいう（参考図書1，108ページ）．

　座位でも臥位でもどちらでも構わないが，受診者から60cmくらい離して検者の人差し指を立て注視してもらう．次第に受診者の眉間に近づけていき輻輳と瞳孔の縮小を観察する（写真II-2）．輻輳運動の障害のために眼前近くを凝視できない（眼球が十分に鼻側によらず，ある程度近くなると一

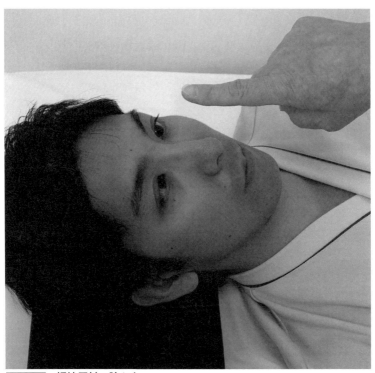

写真II-2　輻輳反射の診かた

I　基本的な内科診察法

II　神経系の診察

III　特殊健康診断

眼が外側に転向してしまう）現象をMoebius（メビウス）徴候といい，バ
セドウ病の眼症状の一つでもある．

■ 眼球運動・眼振

　座位でも仰臥位でも，どちらでも構わないが，受診者の眼前50cmほどの
距離に人差し指を立てておき，左右上下に移動させ，指尖を眼で追っても
らう．顔を動かさないように顎先を左手で支えておくとよい（写真Ⅱ-3）（参
考図書2，87 ～ 89ページ）．外眼筋はⅢ，Ⅳ，Ⅵの脳神経に支配されてお
り，障害により眼球運動は障害される．

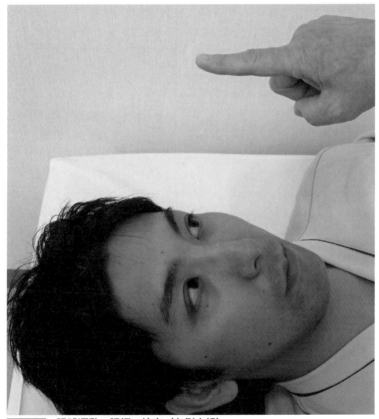

写真Ⅱ-3　眼球運動・眼振の検査（左側方視）

眼球運動を診る時には，同時に眼振にも注意する．眼球の細かく，かつ迅速な律動的運動を眼球振盪（眼振）という．左右側方注視時に水平方向に出現することが多い（水平眼振）．ある方向への運動が迅速で，反対方向へ戻る時にゆっくりになる場合，迅速な方向を眼振の方向とし，"左側方凝視時左眼振出現" などと記載する．

健常者でも極端に側方を向かせると，2 〜 3回程度，一過性の眼振を観察することがある．病的かどうかの判定は5 〜 6秒間見つめてもらい，眼振が続くかを確認する．軽い場合は凝視させた方に向かう眼振が出現するが，高度になると眼振方向と反対方向を凝視させても出現するようになる．

病的眼振は三半規管，前庭，小脳，脳幹，頸髄などの疾患で観察される．上下方向注視時の垂直眼振は中枢神経疾患の存在が確実であるとされる（参考図書2，89 〜 90ページ）．

三叉神経（Ⅴ）

眼神経，上顎神経，下顎神経に分かれ，前二者は純知覚神経，下顎神経は知覚および運動の混合神経である（参考図書1，337ページ）．ドックでは顔面の知覚を診る．仰臥位で眼を閉じてもらい，筆を額から頬部，下顎部へと左右対称にあててなぞり，感覚（触覚）に左右差がないか問う．

顔面神経（Ⅶ）

大部分が運動神経である．舌の前3分の2の味覚線維は下顎神経の枝である舌神経を通り顔面神経に入る．唾液分泌線維（副交感神経）も舌神経を通り舌下腺，唾液腺に至る．

顔面が左右対称になっているかを診る．顔面神経麻痺が高度の場合，麻痺側の鼻唇溝は浅くなり，時に消失し，麻痺側の口角は下がり，健側の口角は上がったように見える．下部ニューロン障害では眼瞼を十分に閉じる

ことができなくなり，麻痺側の眼裂は開大する（参考図書1, 339 〜 342ページ）.

　ドック診察では，「額にしわ寄せ」と「口すぼめ」「口角を引いて発音」をしてもらう．額のしわ寄せは，上部ニューロン障害では可能であるが，核より下の下部ニューロン障害では不可能となる（**写真II-4**）．顔面上半の筋肉が両側の大脳半球から支配されているためである.

　口すぼめをしてもらうと，患側の口輪筋麻痺が明瞭となる（**写真II-5**）．口角を左右に引いて「イーッ」と発音してもらう（**写真II-6**）と麻痺が明瞭となり，患側の口角は健側に寄る.

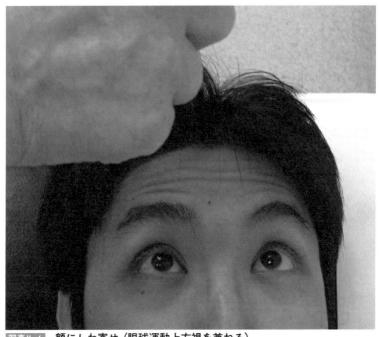

写真II-4　**額にしわ寄せ（眼球運動上方視を兼ねる）**

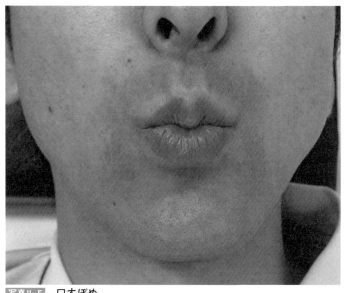

写真II-5　口すぼめ

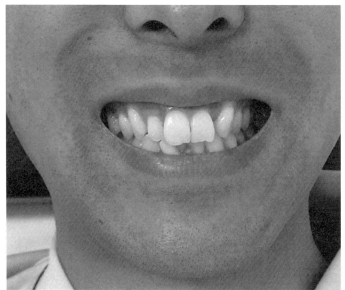

写真II-6　口角を引き発音（イーッ）

平衡聴神経（VIII）

　別名：内耳神経．聴覚を司る蝸牛（聴）神経と平衡覚を司る前庭神経の2種類の感覚神経からなる（参考図書1, 342 ～ 345ページ）．聴神経（聴覚）については耳鼻咽喉科に任せる．平衡機能をみる検査としては，片足立ち検査を行う．左右片足で立っていられるか診る（写真Ⅱ-7）．初めに開眼で行い，次に閉眼で行う．

　閉眼で10 ～ 15秒立っていられれば正常である．5秒以下は異常と判定される．脳血管疾患後の下肢筋委縮がないにもかかわらず，片足立ちができない場合には，前庭障害の他，小脳障害，脊髄の障害による平衡機能障害の可能性がある（Ⅱ章3. 協調運動を参照）（参考図書2, 80 ～ 81ページ）．

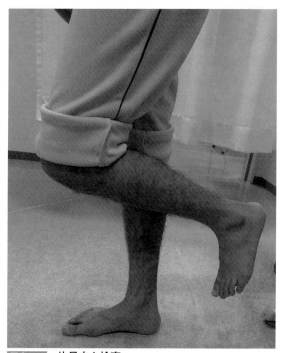

写真Ⅱ-7　片足立ち検査

舌咽神経（Ⅸ）および迷走神経（Ⅹ）

　舌咽神経は咽頭筋を支配する運動神経，咽頭部の知覚と舌の後ろ3分の1の知覚と味覚を伝達する知覚神経および耳下腺の分泌神経からなる混合神経である．迷走神経は胸郭内内臓，腹部内臓からの求心性自律神経線維および遠心性副交感神経線維，喉頭，咽頭などからの知覚線維，運動線維からなる（参考図書1，345ページ）．検査方法は「Ⅰ章　咽頭・扁桃の観察」を参照．

副神経（Ⅺ）

　副神経は運動神経であり，胸鎖乳突筋と僧帽筋に分布している（参考図書1，346 〜 347ページ）．通常の人間ドックでは評価していない．

舌下神経（Ⅻ）

　舌下神経は純運動神経であり，舌筋の運動を司る（参考図書1，347 〜 348ページ／参考図書2，97ページ）．舌を口外に出して，左右上下に動かしてもらう（写真Ⅱ-8）．中枢神経の異常や筋委縮性側索硬化症で障害される．

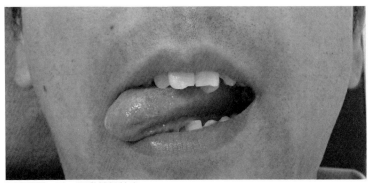

写真Ⅱ-8　舌の運動機能検査

2 運動系

深部反射

　腱や骨の突端をハンマーで迅速に叩打すると，その部位の筋が急激に伸展される．伸展が刺激となり筋は反射的に収縮する．これが深部反射（腱反射）である．深部反射の減弱ないし消失は，反射弓のいずれかの部位の障害を意味する，末梢神経障害や脊髄疾患などで起こる．

　深部反射は上部運動ニューロン（大脳皮質運動領および錐体路）により抑制されており，上部運動ニューロンに障害があると，障害部より下方の深部反射は亢進する．上部運動ニューロンに障害がある時には，病的反射も出現する．

　神経質な受診者では，深部反射は亢進することがある．この場合は左右差と病的反射の出現をもって病的かどうか判断する（参考図書1，387〜394ページ）．

上肢の深部反射

■ 二頭筋反射

　上腕二頭筋腱（肘窩の上内側）を叩打した時に起こる，二頭筋の収縮による前腕の屈曲運動である（写真II-9）．

■ 三頭筋反射

　上腕三頭筋腱（肘の上真ん中）を叩打した時に起こる，三頭筋の収縮による前腕の伸展運動である（写真II-10）．

■ 橈骨反射

　橈骨下端を垂直に叩打した時に起こる，腕橈骨筋の収縮による前腕の屈曲・回外運動である（写真II-11）．

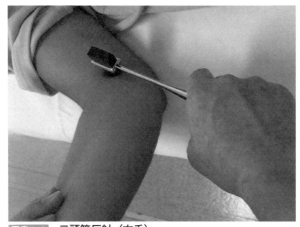

写真II-9　二頭筋反射（右手）

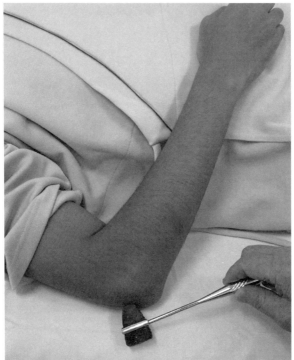

写真II-10　三頭筋反射（右手）

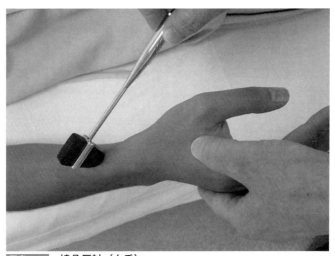

写真II-11 **橈骨反射（右手）**

下肢の深部反射

■ 膝蓋腱反射

　大腿四頭筋腱の叩打により反射性収縮が起こり，膝関節は伸展する．仰臥位で受診者の一側下肢の膝を立ててもらい，その上に他肢を載せ，膝蓋の下を叩打する（写真II-12）．受診者が意識してしまい下肢に力が入り，反射が出づらい時がある．

　このような時は，受診者に胸の前で両手の指を一方は上に向け，他方は下に向けて曲げて鉤のようにかけ合わせて眼をつぶってもらう．検者の「いち，にの，さん」という掛け声に合わせ両手を引っ張ってもらう．掛け声に合わせて，叩打すると反射が出やすくなる．

　神経疾患の他，甲状腺機能亢進症では亢進し，甲状腺機能低下症では減弱する．

■ アキレス腱反射

　検査する足の膝を軽く屈曲してもらい，足の遠位部半分を片手で持って下肢を中空に保持する．もう片方の手でアキレス腱部を叩打する．反射性

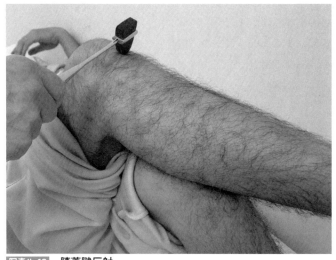

写真II-12　膝蓋腱反射

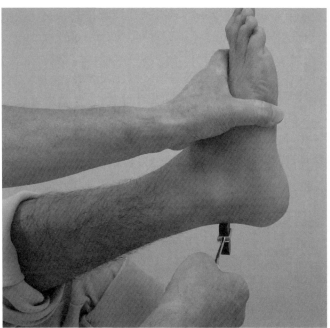

写真II-13　アキレス腱反射

に腓腹筋，ヒラメ筋の収縮が起こり足が足底方向へ屈曲する（写真II-13）．

アキレス腱反射による腓腹筋収縮の速度は甲状腺機能亢進症で亢進し，甲状腺機能低下症では低下する．特に後者ではアキレス腱反射の弛緩相時間[*1]が延長する．この現象は甲状腺機能低下症に極めて特異的で診断に有用である（参考図書1，388〜393ページ）．

病的反射

上部運動ニューロンが障害されると，下部運動ニューロンに対する抑制がなくなり，正常では現れない反射が出現するようになる．これが病的反射である．

下肢での病的反射

下記のいずれも，手技により，「母趾が緩徐に背屈する現象」を認めれば陽性ととる．他の4趾は扇のように開き，かつ足底側に背屈することが多い（開扇現象）（参考図書1，394ページ）．通常，バビンスキー反射のみで十分である．

■ バビンスキー（Babinski）反射

仰臥位の状態で，ハンマーの底を用いて，足底外縁近くを踵の方から趾に向かって痛くない程度にこする（写真II-14，写真II-15）．

■ チャドック（Chaddock）反射

外果（外くるぶし）の縁に沿い後下から前にハンマーの底でこする（写真II-16）．

■ オッペンハイム（Oppenheim）反射

脛骨内縁を上から下に母指の腹で擦りおろす（写真II-17）．

---

*1　ハンマーで叩いて反射を起こした時に，腓腹筋が収縮してから再び弛緩して元に戻るまでの時間．

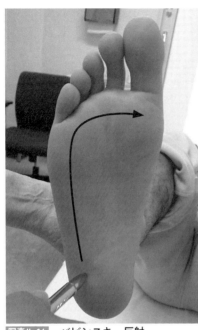

写真II-14　バビンスキー反射

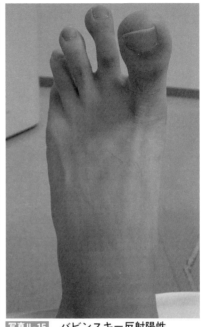

写真II-15　バビンスキー反射陽性
母趾が緩徐に背屈する.

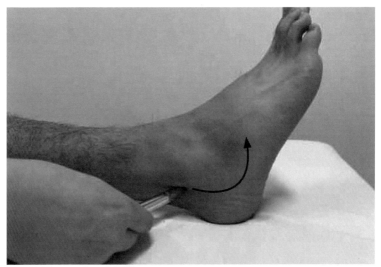

写真Ⅱ-16　チャドック反射

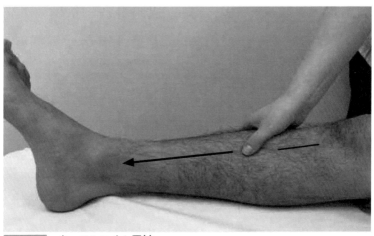

写真Ⅱ-17　オッペンハイム反射

上肢での病的反射

■ ホフマン（Hoffmann）反射

　検者は右の中指と示指で受診者の中指の中節を挟み，母指で受診者の中指の爪を手掌側に鋭くはじく．受診者の母指および他の指が手掌側に屈曲すれば陽性である．特に母指の屈曲（内転）が重要である（写真II-18）．

■ トレムナー（Trömner）反射

　受診者に手を軽く背屈，手指も軽く屈曲してもらう．検者は受診者の手首を軽く保持し，受診者の中指末節を検者の中指の爪の部分で軽くはじく．ホフマン反射と同様に手指，特に母指の屈曲（内転）運動が生じれば陽性である（写真II-19）（参考図書1，393 〜 399ページ）．

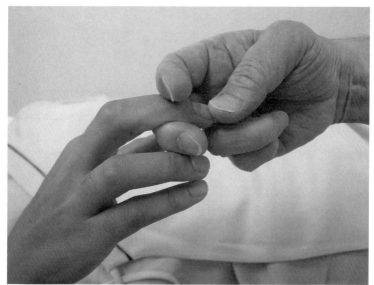

写真II-18 ホフマン反射

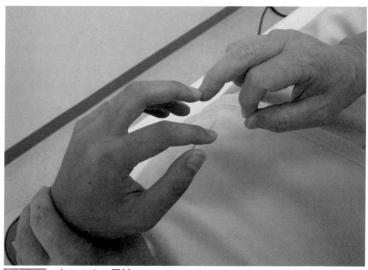

写真II-19 トレムナー反射

筋力の評価（麻痺の評価）

　受診者と相対して座り，検者の両手を受診者に握ってもらい握力をみる（握力計を使用しても可）．利き腕が若干強い感じがすることが多い．

　上下肢の軽度の麻痺を見つけるには，以下の試験を行う．

■ 上肢バレー徴候（Mingazziniの上肢挙上試験）

　受診者に座位または立位にて両腕の手掌を上にして水平に前に伸ばしてもらい，閉眼してもらう．麻痺がある場合は，患側が次第に低下し回内する（上肢バレー徴候）．しばしば健側上肢が挙上する（写真Ⅱ-20）．仰臥位で，両腕を60度ほどに挙げてもらって実施してもよい（参考図書2，34ページ）．

■ ミンガジニ（Mingazzini）試験

　受診者が仰臥位のまま実施できる方法が簡便である．両側の股関節と膝関節を90度屈曲させ，両膝を離した状態で下腿を水平に保ってもらう．麻痺があれば麻痺側の下腿・大腿が下降する（下肢のMingazzini徴候：写真Ⅱ-21）．

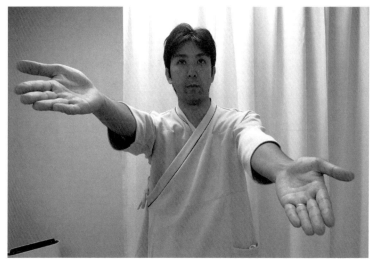

写真II-20　上肢挙上試験．上肢バレー徴候（Mingazziniの上肢挙上試験）

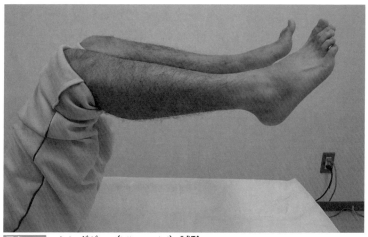

写真II-21　ミンガジニ（Mingazzini）試験

3 協調運動

ある目的を持った運動が行われるためには，筋群が協調した動きをする必要がある．筋自体には異常がないにもかかわらず，この協調運動ができなくなった病態を失調症という．

深部知覚が障害されて生じる脊髄性（知覚性）失調症と，小脳が障害される小脳性失調症に大きく分けられる．失調症の検査として以下のものがある．

起立試験

以下の2つがある．

■ ロンベルグ試験

両側のつま先を合わせた状態で，開眼で立ってもらう．失調症があれば，身体が動揺して立っていられない．小脳性の場合は開眼時から動揺が見られるが，脊髄性では視覚の代償作用がなくなる閉眼時に顕著となる（Romberg徴候）（写真II-22）．

■ 片足立ち

片足で立てるか，左右の足で行う．まず開眼で行い，できたなら閉眼で行う．閉眼で10〜15秒行えれば正常，5秒以下なら失調の可能性がある．筋力低下や不全麻痺の時にも異常を呈する（☞38ページ，写真II-7）．

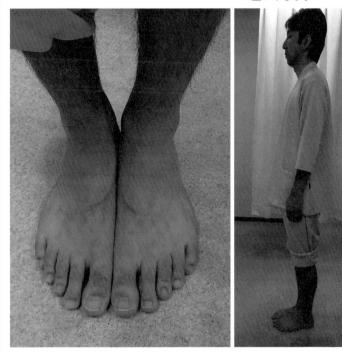

a. 両側足のつま先を合わせる   b. まず開眼で次に閉眼で立ってもらう

写真 II-22 ロンベルグ試験

反復拮抗運動障害（アジアドコキネーシス：adiadochokinesis）

■ 手回内・回外検査

　仰臥位になって両手を上に伸ばしてもらい，両手の回内・回外をできる
だけ早く反復してもらう（写真II-23）．小脳障害の発見に最も有用とされ，
患側では動きが遅く，不規則，拙劣でぎこちなくなる．利き腕の方が上手
にできる場合があり，多少の違いは問題としない．

指−鼻試験（finger-to-nose test）

　座位または仰臥位で上肢を体の側方へ大きく広げてもらい，示指以外の
指は握ってもらう．示指頭を自分の顔に近づけ鼻尖（鼻の頭）に触っても
らう．左右別々に上肢の位置を体の側方，上側方，下側方と変えながら施
行する（写真II-24）．初めは開眼で，次に閉眼で行う．

　健常者では迅速に正確に鼻尖を指すことができる．脊髄性の失調症の
場合は開眼時には可能であるが，閉眼時に障害が明瞭となる．小脳性の
場合には開眼時からうまくできず示指頭が鼻尖を通り越し頬を触ること
が多い．

指−指試験（finger-to-finger test）

　座位で両側上肢を水平に側方挙上させ，その位置から上肢を動かして両
側の示指尖を合わせてもらう．まず開眼で，続いて閉眼で行う．失調症で
は両指尖を合わせることが困難となる（写真II-25）（参考図書1，367〜373
ページ）．

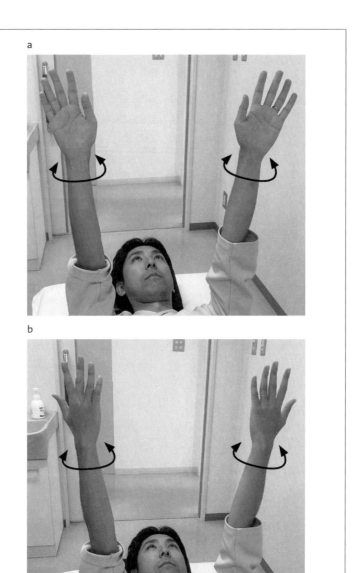

a

b

写真II-23 **手回内・回外検査（アジアドコキネーシス）**
できるだけ早く両手の回内・回外を繰り返す.

a. 上肢を体の側方へ広げてもらい，示指以外
　　の指を握ってもらう

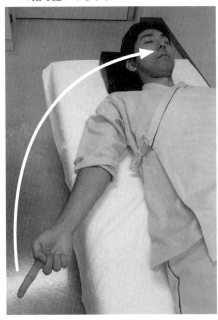

b. 示指頭で鼻先に触ってもらう

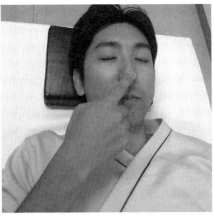

写真II-24　指－鼻試験（finger-to-nose test）

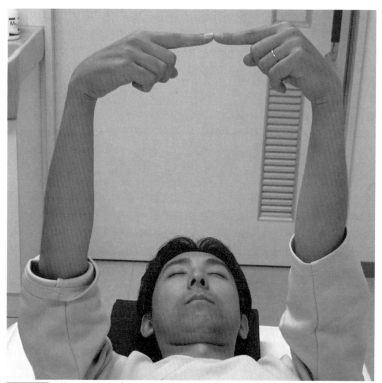

写真Ⅱ-25 指-指試験（finger-to-finger test）

4 不随意運動

　不随意運動にはいくつかの種類があるが，最もよく見られる振戦について述べる．

　座位で両腕を水平に挙上し，前に伸ばしてもらう．各指を離して（広げて）閉眼してもらう（写真II-26）．甲状腺機能亢進症，パーキンソン症候群，アルコール中毒，その他で細かく震えるのが観察される．緊張状態でも観察されることがあるが，明らかな場合は要精査とする（参考図書1，307～308，353ページ）．

　その他には「チック」がある．主に顔面筋に現われる急激な不随意運動である．脳卒中による眼瞼けいれん，片側顔面けいれんはボツリヌス療法の保険適応となるので要精査とする．

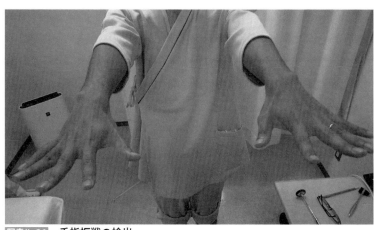

写真II-26　手指振戦の検出

5 知覚検査

　三叉神経の項でも記載したが，筆で体の上から下に（顔面，胸部，腹部，上肢，下肢）左右対称になぞり触覚に左右差がないか問う．胸腹部は省略することが多い（写真Ⅱ-27）．

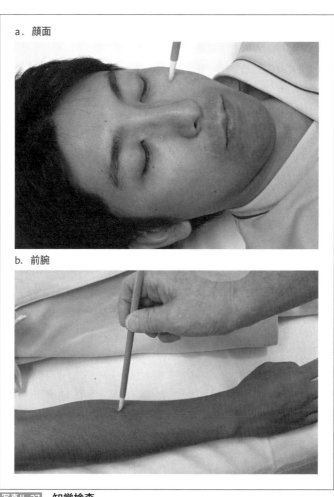

a．顔面

b．前腕

写真Ⅱ-27　知覚検査

実際の診察手順 ▶動画

　以上の神経学的検査は内科診察に含めて施行してもよいが，著者は内科診察の後に以下の順で行っている.

仰臥位
- 対光反射，輻輳反応
- 眼球運動，眼振
- 前額しわ寄せ（眼球運動で上方視の際に観察する），口すぼめ，口角を引く
- 舌の動き（左右，上下）
- 二頭筋反射，三頭筋反射，ホフマン反射，トレムナー反射
- 膝蓋腱反射，アキレス腱反射，バビンスキー反射，（チャドック反射，オッペンハイム反射）
- 手回内・回外検査
- 指－鼻試験，指－指試験
- 触覚検査（上から下に．顔から上肢，下肢，時には胸部，腹部．左右対称に行う
- ミンガジニ試験

座　位
- 咽頭，扁桃（内科診察時に施行していれば不要）
- 両手で検者の手を握ってもらう（握力検査）
- 両手を前に出してもらい閉眼（振戦の有無）

立　位
- ミンガジニの上肢挙上試験
- ロンベルグ試験
- 片足立ち検査

基本的な内科診察法

II 神経系の診察

III 特殊健康診断

特殊健康診断

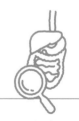

多くの特殊健康診断があるが，表に示す主なものについて紹介する（ 図表Ⅲ-1 ）．

情報機器作業健康診断（筋骨格系に関する検査）

かつてはVDT健康診断といわれたものである．上肢の運動機能，圧痛点など多くの診察項目があるが（ 図表Ⅲ-2 ），すべてを実施するのは時間的に困難である[*1]．著者は，特別な申告がない場合は主に把握痛検査，叩打痛検査を実施している．

受診者に相対して座り，両上肢を水平に前に伸ばして閉眼してもらう．上腕（肘関節の上）と前腕（手関節の上）で腕全体を握り，痛くないか問う（ 写真Ⅲ-1 ）．

---

*1　問診において異常が認められない場合は省略可とされている．

上肢の診察
○筋肉の圧痛・硬結の有無
　僧帽筋，胸鎖乳突筋，大胸筋，肩甲挙筋，傍脊柱筋群，前腕伸屈筋などの圧痛および硬結を診る．
○肘・手首・指などの関節の可動性のチェックおよび運動痛の有無
○肩関節運動痛の有無
○頸部運動痛の有無
○頸部・背部・腰部の圧痛の有無
　頸椎〜腰椎の棘突起を圧迫し痛みの有無を診る．

その他の検査(必要に応じて行う)
　頸椎椎間板ヘルニア，胸郭出口症候群，肩腱板症候群，手根管症候群，ばね指などとの鑑別

圧痛
①〜⑩の圧痛の有無

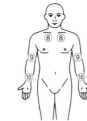
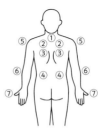

叩打痛
Ⅰ〜Ⅲの叩打痛の有無

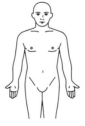
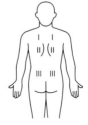

把握痛
1〜3の把握痛の有無

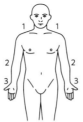
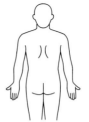

図表Ⅲ-2　**情報機器作業健康診断**

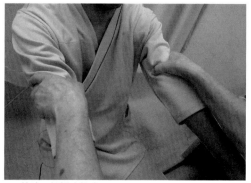

a. 上腕の把握痛検査

b. 前腕の把握痛検査

写真III-1 把握痛検査

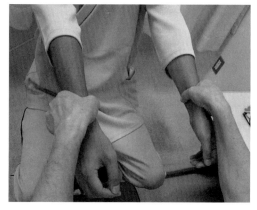

　次に指を広げてもらい振戦がないか観察する．検者の両手を握ってもらい握力を診る．後ろ向きになってもらい，背中から腰にかけ，上から下に左右対称に6カ所をハンマーで叩き，痛いところがないか問う（写真III-2）.

　最後に両肩を把握し痛くないか問う（写真III-3）．高血圧を有する受診者ではしばしば肩の凝りを感じる．高血圧がなく凝りを認める場合には，仕事中の首や肩回し運動，ストレッチ体操などを勧める．座位では圧する（押す）という行為が難しく，行っていない．

　やまがた健康推進機構の診察所見用紙を 図表III-3 に示す.

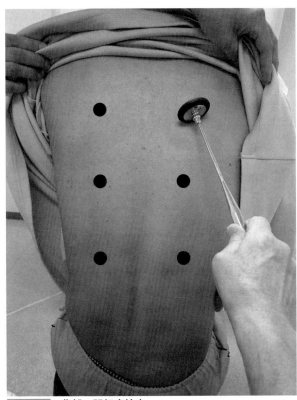

写真III-2 背部の叩打痛検査

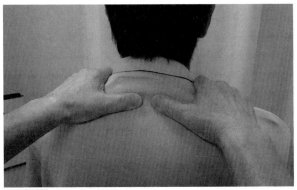

写真III-3 肩の把握痛検査

2 5	情報機器作業問診票 特殊健康診断問診票（電離・騒音・高気圧）					（表）

申込み団体		雇用年月日 （西暦）	年　月　日	受付番号	
氏名		性別	生年月日	年　月　日	検診月日	年　月　日

本日受診される　●　の健診について、該当する項目にチェック、または数字を楷書体ではっきりとご記入のうえ、ご提出ください。
自覚症状は、作業従事により発生していると思われる項目にご記入ください。

情報機器作業健康診断

検診区分
1 定期
2 配置前

職歴
　　年　　ケ月

自覚症状
	時々ある	よくある（症状が強い）
1 眼の疲れ		
2 眼の痛み		
3 眼の乾き		
4 眼の充血		
5 眼のかすみ		
6 ぼやけて見える		
7 涙が出る		
8 視力低下		
9 首・肩のこり		
10 背中の痛み		
11 頭が重い		
12 頭痛		
13 不眠		
14 手指のしびれ		
15 手指の痛み		
16 腕の痛み		
17 肩・肩の痛み		
18 疲れが取れない		
19 イライラする		
20 腰痛		

既往歴および現病歴
		既往あり	治療中			既往あり	治療中
1 ドライアイ				7 関節リウマチ			
2 眼精疲労				8 関節炎			
3 弱視				9 髄膜炎			
4 斜視				10 頚椎症			
5 白内障				11 椎間板症			
6 緑内障				12 中心性網膜症			

作業休止時間について（規則的にとっている場合にご記入ください。）
　　　　　分作業につき　　　　　分休止

職場以外でのパソコン等の使用について（使用している場合にご記入ください。）
1日平均　　　時間　　　分

情報機器作業時の状況について
1 老眼鏡や老眼コンタクトを使用している

作業区分

作業区分	作業区分の定義	作業の例
4 拘束性のある作業 作業時間または作業内容に相当程度拘束性があると考えられるもの	・1日に4時間以上 情報機器作業を行う者であって次のいずれかに該当するもの ・常時ディスプレイを注視、または入力装置を操作する必要がある ・作業中、労働者の裁量で適宜休憩を取ることや作業姿勢を変更することが困難である	・コールセンターで相談対応（試験的な相談を含む）（パソコンに入力） ・モニターによる監視・点検・保守 ・パソコンを用いた校正・編集・デザイン ・プログラミング ・CAD作業 ・伝票処理 ・テープ起こし（音声の文書化作業） ・データ入力
5 上記以外のもの	上記以外の情報機器作業対象者	・上記の作業で4時間未満のもの ・上記の作業で4時間以上ではあるが労働者の裁量による休憩をとることができるもの ・文書作成作業 ・経営等の企画・立案等を行う業務（4時間以上を含む） ・主な作業として会議や講演の資料作成を行う業務（4時間以上を含む） ・庶務・経理業務（4時間以上を含む） ・情報機器を使用した研究（4時間以上を含む）

機構記入欄

調節機能検査
（単位：cm）

	右	左
平均		

医師記入欄		指導区分
1 所見なし		
2 筋肉の圧痛・硬結	1 要観察	
3 肘・手首・指等の関節可動域低下	2 要指導	
4 肘・手首・指等の関節痛	3 要精検	
5 肩関節・頚部運動痛	4 要治療	
6 頚部・背部・腰部の圧痛		

医師記入欄		指導区分
1 所見なし		
2 筋肉の圧痛・硬結	1 要観察	
3 肘・手首・指等の関節可動域低下	2 要指導	
4 肘・手首・指等の関節痛	3 要精検	
5 肩関節・頚部運動痛	4 要治療	
6 頚部・背部・腰部の圧痛		

図表III-3 情報機器作業健康診断　診察所見記録用紙

有機溶剤健康診断（図表III-4）・鉛健康診断（図表III-5）

　一通り内科診察を行う．消化器系の自覚症状がなければ，腹部触診は行わない．手掌と手背の視診を行い，皮疹がないか診る．有機溶剤の場合，手袋をしていても薬剤は通るおそれがある．皮疹・湿疹を認めれば接触皮膚炎の可能性があり，皮膚科受診を勧める．手指振戦の有無も診る．

2 3	特殊健康診断問診票（有機・鉛・特化物）						表

| 申込み団体 | | 雇用年月日 （西暦） | 年 月 日 | 受付番号 | |
| 氏名 | 性別 | 生年月日 | 年 月 日 | 検診月日 | 年 月 日 |

本日受診される ● の健診について、該当する項目にチェック、または数字を黒鉛筆ではっきりとご記入のうえ、ご提出ください。
自覚症状は、作業従事により発生していると思われる項目にご記入ください。（注：ばく露とは化学物質を吸入したり、化学物質に触れること）

有機溶剤健康診断

検診区分
1 雇入れ
2 配置替え
3 定期

黒務名コード

既往歴
1 なし
2 あり

業務歴
1,昭和
2,平成
3,令和
年 月から

作業頻度
・1日あたりの作業時間 時間
・1週間あたりの作業日数 日

作業工程や取扱い量等
・作業工程の変更・取扱量・使用頻度
1 あり　　1 増加
2 なし　　2 減少
3 不明　　3 変化なし
　　　　　4 不明

局所排気装置
1 常時使用
2 時々使用
3 設置なし

保護具の使用
1 常時使用
2 時々使用
3 使用なし

保護具の種類
保護手袋　　化学防護服
保護メガネ　　保護帽
顔面保護具　　ヘルメット
防護マスク　　安全靴・長靴等

事故・修理による当該物質の大量ばく露
1 あり
2 なし
3 不明

体の一部が当該物質に直接触れる作業
1 常時あり
2 時々あり
3 なし
4 不明

自覚症状
1 頭が重い
2 頭痛
3 めまい
4 悪心
5 嘔吐
6 食欲不振
7 腹痛
8 体重減少
9 心臓がドキドキする
10 不眠
11 不安感
12 あせり・イライラ感
13 集中力の低下
14 手足の震え
15 鼻・喉または眼の刺激症状
16 皮膚または粘膜の異常
17 手足の痛み
18 手足のしびれや感覚の異常
19 握力減退
20 視力低下

医師記入欄
1 所見なし
2 振戦
3 上気道または眼の刺激症状
4 皮膚または粘膜の異常
5 膝蓋腱・アキレス腱反射異常

指導区分
1 要観察
2 要指導
3 要精検
4 要治療

医師記入欄
1 所見なし
2 四肢の伸筋麻痺・知覚異常などの末端神経症
3 顔面蒼白

指導区分
1 要観察
2 要指導
3 要精検
4 要治療

図表III-4　有機溶剤健康診断　診察所見記録用紙

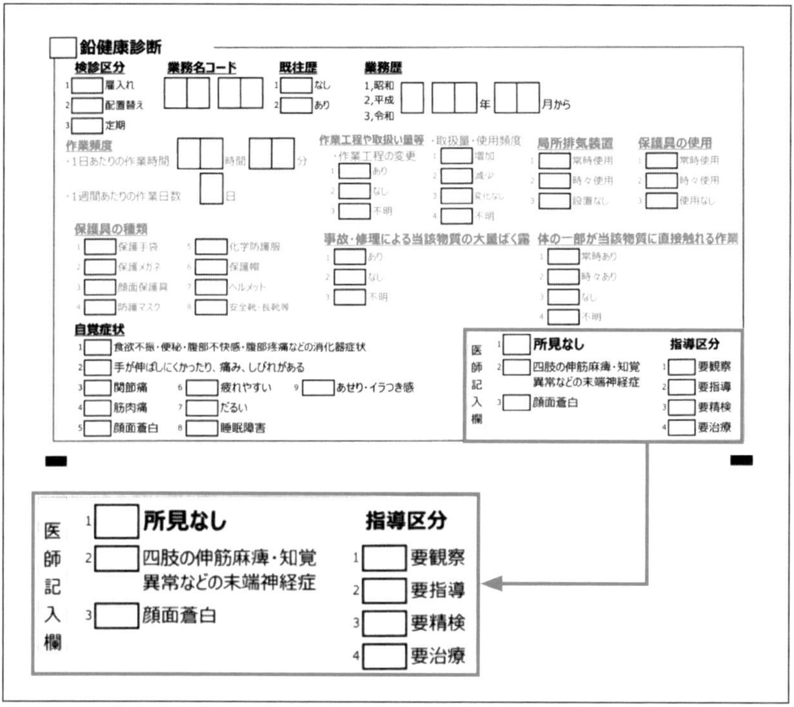

図表III-5 鉛健康診断　診察所見記録用紙

電離放射線健康診断 （図表Ⅲ-6）

手掌や手背の皮疹の有無および爪の異常を診る.

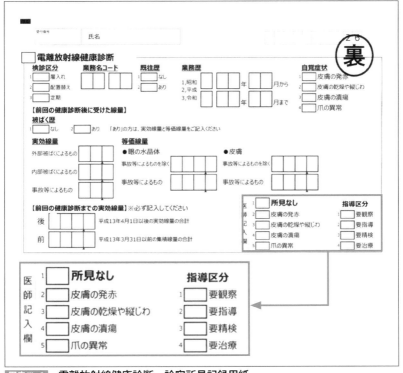

図表Ⅲ-6　電離放射線健康診断　診察所見記録用紙

特定化学物質健康診断 （図表Ⅲ-7）

　幾多の化学物質があり，いろいろな障害を来すが，化学物質の種類に合わせて健診の方法を変えることは現実的ではない．腹部触診を含めた内科診察を一通り行い，手掌，手背の皮疹の有無，爪の異常，手指振戦の有無を診る.

受付番号 □ 氏名 □ 裏

□ **特定化学物質健康診断**

検診区分
1 □ 雇入れ
2 □ 配置替え
3 □ 定期

既往歴
1 □ なし
2 □ あり

業務歴
1, 昭和
2, 平成 □□ 年 □□ 月から
3, 令和 □□ 年 □□ 月まで

作業頻度
-1日あたりの作業時間 □□ 時間 □□ 分
-1週間あたりの作業日数 □ 日

作業工程や取扱い量等
-作業工程の変更
1 □ あり
2 □ なし
3 □ 不明

取扱量・使用頻度
1 □ 増加
2 □ 減少
3 □ 変化なし
4 □ 不明

局所排気装置
1 □ 常時使用
2 □ 時々使用
3 □ 設置なし

保護具の使用
1 □ 常時使用
2 □ 時々使用
3 □ 使用なし

保護具の種類
1 □ 保護手袋
2 □ 保護メガネ
3 □ 顔面保護具
4 □ 防護マスク
5 □ 化学防護服
6 □ 保護靴
7 □ ヘルメット
8 □ 安全靴・長靴等

事故・修理による当該物質の大量ばく露
1 □ あり
2 □ なし
3 □ 不明

体の一部が当該物質に直接触れる作業
1 □ 常時あり
2 □ 時々あり
3 □ なし
4 □ 不明

皮膚症状
1 □ 黄疸
2 □ かゆみ
3 □ 発赤
4 □ 皮膚炎
5 □ 皮膚色変化
6 □ 手足の冷え
7 □ いぼ
8 □ にきび様変化

口腔科症状
9 □ 歯の変化
10 □ 舌の緑着色
11 □ 味覚変化
12 □ 唾液が多い
13 □ 声のかすれ
14 □ 口内炎ができやすい

脳・神経症状
15 □ 不安感
16 □ あせり・イラつき感
17 □ 脱力感
18 □ 疲れやすい
19 □ だるい
20 □ 記憶力低下
21 □ 発語障害
22 □ 集中力低下

耳鼻科症状
23 □ 鼻汁
24 □ 鼻出血
25 □ 他の鼻症状
26 □ 嗅覚障害
27 □ 咽頭痛や違和感

呼吸器・胸部症状
28 □ 咳や痰が出る
29 □ 胸痛
30 □ 動悸・息切れ
31 □ 息苦しさ
32 □ 呼吸困難
33 □ 胸部圧迫感
34 □ 呼吸音がゼーゼーする

神経症状
35 □ 手足のしびれ
36 □ 手足の関節痛
37 □ 手指の震え
38 □ 歩行困難・筋肉のこわばり・倒れやすい
39 □ 知覚異常
40 □ 神経痛

眼症状
41 □ 眼の痛み
42 □ 涙が出る
43 □ 視力障害
44 □ 眼の充血
45 □ まぶしい

尿・便の異常
46 □ 血尿・頻尿・排尿痛
47 □ 黒色便
48 □ 腹痛・下痢
49 □ みぞおちの痛み

その他
50 □ 体重減少
51 □ 異常発汗
52 □ 頭が重い
53 □ 頭痛
54 □ めまい

医師記入欄
1 □ **所見なし**
2 □ 肝・脾の腫大または黄疸
3 □ 湿疹・発赤・あれ・色素沈着等の皮膚症状
4 □ 四肢の冷感
5 □ 上気道の刺激症状
6 □ 流涙・結膜充血等の眼の症状
7 □ 喘鳴
8 □ 振戦
9 □ 腱反射亢進
10 □ 歯の変化
11 □ 舌の緑着色
12 □ 歩行困難・パーキンソン様症状
13 □ 異常発汗
14 □ 頚部等のリンパ腺腫大 (5:ベンゾトリクロリドのみ)
15 □ 呼吸音異常 (50:リフラクトリーセラミックファイバー 9:インジウム化合物など)

指導区分
1 □ 要観察
2 □ 要指導
3 □ 要精検
4 □ 要治療

↓

医師記入欄
1 □ **所見なし**
2 □ 肝・脾の腫大または黄疸
3 □ 湿疹・発赤・あれ・色素沈着等の皮膚症状
4 □ 四肢の冷感
5 □ 上気道の刺激症状
6 □ 流涙・結膜充血等の眼の症状
7 □ 喘鳴
8 □ 振戦
9 □ 腱反射亢進
10 □ 歯の変化
11 □ 舌の緑着色
12 □ 歩行困難・パーキンソン様症状
13 □ 異常発汗
14 □ 頚部等のリンパ腺腫大 (5:ベンゾトリクロリドのみ)
15 □ 呼吸音異常 (50:リフラクトリーセラミックファイバー 9:インジウム化合物など)

指導区分
1 □ 要観察
2 □ 要指導
3 □ 要精検
4 □ 要治療

図表III-7 特定化学物質健康診断 診察所見記録用紙

溶接ヒューム・塩基性酸化マンガン健康診断（図表III-8）

　新しく加わった特定化学物質健康診断の一つである．中毒により特異的にパーキンソン症候群を来す．入室時，着席時から歩行困難，パーキンソン様症状（筋固縮，寡動・無動，姿勢反射障害）を観察する．

パーキンソン様症状をチェック

症候	観察方法	医師記入欄のチェック番号
振戦 （手足等の安静時ふるえ）	着席時の状態	8.振戦
筋固縮 （筋肉の緊張が高い）	着席時の触診状態	12.歩行困難・パーキンソン様症状
寡動・無動 【歩行の遅延・小刻み歩行・表情のない顔つき（仮面様顔貌）】	入室時・着席時の状態	12.歩行困難・パーキンソン様症状
姿勢反射障害 （易転倒状態）	入室時の状態	12.歩行困難・パーキンソン様症状

医師記入欄

1 所見なし	7 喘鳴	13 異常発汗
2 肝・脾の腫大または黄疸	8 振戦	14 頸部等のリンパ腺腫大（5:ベンゾトリクロリドのみ）
3 潰瘍・発赤・あれ・色素沈着等の皮膚症状	9 腱反射亢進	
4 四肢の冷感	10 歯の変化	15 呼吸音異常（50:リフラクトリーセラミックファイバー・カドミウム化合物など）
5 上気道の刺激症状	11 舌の緑着色	
6 流涙・結膜充血等の眼の症状	12 歩行困難・パーキンソン様症状（筋固縮，寡動・無動，姿勢反射障害）	

指導区分
1 要観察
2 要指導
3 要精検
4 要治療

新規入力

☑ 歩行困難．パーキンソン様症状（筋固縮，寡動・無動，姿勢反射障害）

図表III-8　特定化学物質「溶接ヒューム」・「塩基性酸化マンガン」

動画閲覧方法のご案内

動画の閲覧方法

① 下記のURLもしくはQRコードから特設サイトにアクセスしてください。
https://www.kinpodo-pub.co.jp/kenshin-i/

② パスワード
動画を閲覧するには，下記のパスワード（10桁の半角数字）が必要になります。

パスワード：9124736851

③ ご利用上の留意点
第三者へのパスワードの貸与・譲渡・共有を禁止します。

閲覧環境について（以下の環境で動作確認をしております）
OSバージョン：ブラウザ
Windows 10：Internet Explorer 11, Chrome, Firefox
Mac 10.13.6：Safari, Chrome, Firefox
iOS 13.3：Safari
Android OS 9.0：Chrome

※インターネットの接続環境によっては，動画の読み込みに時間がかかる，動画の再生が乱れるなどの現象が起きることがあります。あらかじめご了承ください。

参考図書

1) 内科診断学　第9版（武内重五郎著），南江堂，1974.

2) ベッドサイドの神経の診かた 第8版（田崎義明，斎藤佳雄著），南山堂，1972.

3) イヤーノート2022内科・外科編第31版（岡庭　豊，荒瀬康司，三角和雄編），メディックメディア，2021.

4) 症例から考える高血圧の診かた（後藤敏和編著），金芳堂，2012.

5) 日本呼吸器学会　医学教育用　呼吸器病学コアカリキュラム（日本呼吸器学会教育委員会作成・編集），日本呼吸器学会，2012.

6) まるわかり！肺音聴診　聴診ポイントから診断アプローチまで（皿谷　健著），南江堂，2020.

7) よくある副作用症例に学ぶ降圧薬の使い方（後藤敏和，鈴木恵綾著），金芳堂，2020.

8) 高血圧治療ガイドライン2019（日本高血圧学会高血圧治療ガイドライン作成委員会編），ライフサイエンス出版，2019.

索引 INDEX

著者略歴

後藤　敏和（ごとう・としかず）

1951年	山形市生まれ
1976年	東北大学医学部卒業
	山形県立中央病院内科研修医
1978年	東京女子医科大学循環器内科にて研修
1979年	東北大学医学部第2内科，入局
	九州大学理学部（半年間），筑波大学応用生物化学系（1年間）に内地留学
1984年	東北大学医学部第2薬理学教室にて研究
1985年	山形県立中央病院内科（循環器）医長
	教育研修部長，救命救急センター副所長，副院長兼医療安全部長
2013年	山形県立中央病院院長
2017年	同定年退職，山形県立中央病院名誉院長
	公益財団法人やまがた健康推進機構理事・山形検診センター所長

〔資格〕
医学博士，認定内科医，日本循環器学会専門医，人間ドック健診専門医・指導医，日本高血圧学会専門医，日本高血圧協会山形県支部長，労働衛生コンサルタント（保健衛生），診療情報管理士（DPCコース終了）

〔編著書〕
医学書
・症例から考える高血圧の診かた，二次性高血圧を見逃さないために，金芳堂，2012年
・人間ドック，健康診断結果の読み方と生活習慣指導～あなたの不安はこの1冊で解消～山形県立中央病院編　2015年　山形県立がん・生活習慣病センター
・よくある副作用症例に学ぶ　降圧薬の使い方（第5版）高血圧治療ガイドライン2019対応，金芳堂，2020年（共著）
病院運営
・大変だ!!地方中核病院長奮闘記 病院経営の可能性を探った4年間の記録，ロギカ書房，2017年
文芸書
・花城病院ものがたり―伝説の人々―，遊友出版，2016年

［参考］
2004年，月刊「現代」7月号にて，「生活習慣病に克つ，信頼の名医216人」の一人に選ばれる

健診医入門　身体診察の進め方（Web動画付）

2022年4月1日　　第1版第1刷 ©

著　者 ·················· 後藤敏和　GOTO, Toshikazu
発行者 ·················· 宇山閑文
発行所 ·················· 株式会社金芳堂
　　　　　　　　　　　〒606-8425 京都市左京区鹿ケ谷西寺ノ前町34 番地
　　　　　　　　　　　振替　01030-1-15605
　　　　　　　　　　　電話　075-751-1111（代）
　　　　　　　　　　　https://www.kinpodo-pub.co.jp/
組版・装丁 ·············· naji design
印刷・製本 ·············· モリモト印刷株式会社

落丁・乱丁本は直接小社へお送りください．お取替え致します．

Printed in Japan
ISBN978-4-7653-1906-5